AF383963

DU ROLE DE LA PROSTATE

DANS

LES URÉTHRITES AIGUES

ET CHRONIQUES

URÉTHRO-PROSTATITES

PAR

G. Le GUAY

DOCTEUR EN MÉDECINE DE LA FACULTÉ DE PARIS

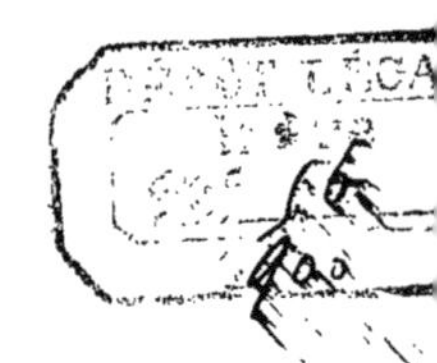

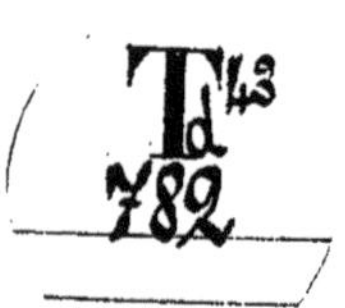

IMPRIMERIE DES THÈSES
DE LA
FACULTÉ DE MÉDECINE DE PARIS
OLLIER-HENRY
11 ET 13 RUE DE L'ÉCOLE-DE-MÉDECINE
PARIS
—
1900

DU ROLE DE LA PROSTATE

DANS

LES URÉTHRITES AIGUES

ET CHRONIQUES

URÉTHRO-PROSTATITES

PAR

G. Le GUAY

DOCTEUR EN MEDECINE DE LA FACULTÉ DE PARIS

IMPRIMERIE DES THESES
DE LA
FACULTÉ DE MEDECINE DE PARIS
OLLIER HENRY
11 ET 13 RUE DE L'ECOLE DE MEDECINE
PARIS
—
1900

A LA MÉMOIRE DE MON PÈRE

A MA MÈRE

A MES PARENTS

A MES AMIS

INTRODUCTION

Jusqu'à ces derniers temps, le rôle de la prostate au cours des urethrites aigues ou chroniques, avait été assez negligé.

Sans doute, on decrivait bien la prostatite aiguë comme complication de la blennorragie ; mais cette prostatite, n'etait guere considerée qu'en tant qu'abces de la prostate ; c'etait pour ainsi dire un épiphénomene ; bien que liees entre elles par leur rapport etiologique, les deux affections restaient cliniquement independantes. On avait d'une part des symptômes d'uréthrite, et l'on decrivait ailleurs separement, les symptômes de la prostatite.

Cette prostatite elle-même n'etait guere étudiée que dans une de ses formes ; l'abces aigu attirait surtout l'attention ; la congestion prostatique, l'inflammation aigue parenchymateuse, sans collection purulente intra-prostatique, échappait le plus souvent a l'examen clinique.

Quant a la prostatite chronique, elle a eu une fortune tres diverse.

Tandis que certains l'admettaient un peu partout souvent a tort et a travers, d'autres cliniciens la niaient ou du moins la considéraient comme très rare.

Il est certain que pour beaucoup, le nom de prostatite chronique suffisaita masquer leur ignorance et ne corres pondait pas a quelque chose de precis. On disait « prostatite chronique» en presence de troubles vagues, indetermines, en s'attachant surtout a l'existence de troubles fonctionnels d'origine le plus souvent nevropathique. En tout cas, l'on n'entrevoyait nullement les rapports de l'urethrite et de la prostatite Il y avait l'uréthrite et la prostatite : l'urethro prostatite telle qu'on peut l'entendre aujourd'hui n'existait pas. Aussi est ce avec raison que certains cliniciens, parmi lesquels M. Guyon s'elevaient contre cette denomination souvent donnee a la legere de prostatite chronique

Dans ces dernieres annees un changement s'est operé.

La découverte du gonococque de Neisser, les progres de l'examen histologique appliqué aux secrétions prosta tiques par Furbringer, l'etude des lesions anatomopathologiques, entreprise par Finger, ont modifie les idees reçues.

L'uréthrite blennorragique nous apparaît asse/ differente de ce qu'elleétait autrefois ; le mérite en revient en grande partie a l'introduction systématique du traitement local de cette affection. On a pu ainsi observer avec plus d'attention les causes de la prolongation parfois indéfinie de certaines urethrites. Les examens bacterio logiques repetes prouvant la persistance des micro-organismes ont mis en lumiere le rôle des infections glandu laires. Une technique meilleure a permis une analyse plus exacte des symptômes et l'on peut dire qu'a l'heure actuelle l'uréthrite est une des **affections** qui a le plus beneficie des recherche histo bacteriologiques.

Depuis longtemps deja, il est vrai, ces faits sont bien connus de l'ecole de Necker, Monsieur le Dr Albarran depuis plusieurs annees insiste sur le rôle des lesions prostatiques dans la chronicite de l'uréthrite, sur les modifications qui en resulte pour le traitement.

Toutefois ces notions importantes, nous dirions volontiers indispensables au traitement rationnel de l'uréthrite sont encore peu connues de la plupart des médecins.

Et pourtant que de malades voyons nous chaque jour courir de cliniques en cliniques, de medecins en médecins sans pouvoir se debarasser de leur uréthrite, alors qu'il suffit qu'on comprenne bien ces notions pathologiques pour guerir une affection restee incurable pendant des annees.

Nous avons pense qu'il n'etait pas sans interêt d'apporter quelques nouvelles observations a l'appui de ces idées tout a l'ordre du jour. et grâce a l'obligeance de notre cousin, Monsieur le Dr Duchemin, nous avons pu réunir un certain nombre de cas tres probants. Nous lui en adressons nos meilleurs remerciements.

Mais avant d'entrer en matiere, qu'il nous soit permis de remercier ici nos maîtres de l'école de médecine de Rennes, dont l'enseignement éclairé nous a été si utile.

Monsieur le P^1 Guyon nous fait le grand honneur d'accepter la présidence de cette thèse ; nous le prions de croire a notre vive reconnaissance.

ÉTIOLOGIE

La prostate participe aussi bien a l'infection aigue qu'a l'infection chronique du conduit urethral. Nous devons donc etudier successivement le mode d'infection prostatique, dans l'urethrite aigue et dans l'uréthrite chronique.

Autrement dit, il y a lieu de distinguer une urethro-prostatite aigue ou subaigue, une urethro-prostatite chronique.

Nous les envisageons successivement.

Dans la majorite des cas, l'uréthrite aigue primitive est d'origine gonococcique.

Bien que les uréthrites non gonococciques primitives, aient été decrites par différents auteurs, on peut admet tre en principe que la muqueuse uréthrale, offre normalement une assez grande résistance contre les germes autre que le gonococque.

Il n'en est pas de même pour ce dernier qui, porte au contact de la muqueuse, y produit rapidement une phagocytose accentuée, se traduisant exterieurement par les signes de l'urethrite aigue, douleur et ecoulement.

Dans la majorité des cas egalement l'urethrite aigue se localise a la partie anterieure du canal.

La propagation de cette infection au reste du canal, n'est géneralement due qu'a un traitement intempestif.

C'est qu'en effet la chaude pisse vulgaire, ne nous appartient pas. Le deplorable prejuge qui en fait une affection légere, insignifiante, a comme résultat que la malade nous échappe le plus habituellement. C'est a proprement parler le domaine du pharmacien.

Ce fait a de graves consequences pour les malades.

On peut presque poser en principe qu'a l'heure actuelle un medecin instruit guerit toujours l'urethrite antérieure et ne lui laisse pas gagner l'urethre posterieur

Malheureusement combien de médecins savent soigner une uréthrite ?

Les uns ont recours au traitement interne, mais pas plus que le pharmacien, ne connaissent les regles de l'application du Santal. Or ce precieux agent est une veritable arme a deux tranchants. Applique judicieusement et au moment voulu, son effet est remarquable. Applique a tort et a travers, comme cela est l'habitude, son effet est déplorable.

Les autres encourages par les magnifiques résultats de l'Ecole de Necker, ont recours au traitement local sous forme d'injections ou de lavages.

L'injection, chere aux pharmaciens et aux charlatans ehontes de la reclame, est le plus sur moyen de repousser les germes de l'urethre anterieur, dans l'urethre prosta- tique dans la vessie.

Les lavages, dont les resultats peuvent être merveil leux sont souvent appliques a tout hasard, sans aucune precaution et deviennent pour toutes ces causes plus nuisibles qu'utiles.

Pour toutes ces raisons, l'urethrite d'abord localisée a l'urethre anterieur passe a la chronicite soit en restant localisee a l'urethre anterieur, soit ce qui est la regle en gagnant l'urethre posterieur.

Cette propagation est frequente. Elle survient plus ou moins longtemps apres le debut de l'urethrite

Elle peut se faire pendant la periode aigue des les premiers jours etl'on a pour ainsi dire d'emblee une urethrite aigue totale ; ou bien l'infection de l'urethre anterieur se pro- longe, et ce n'est que tardivement qu'apparaît l'infection de l'urethre posterieur, infection qui a elle seule forme presque completement le groupe des uréthrites chro- niques.

Quoiqu'il en soit de cette urethrite posterieure, qu'elle apparaisse au cours d'une blennorragie aigue ou plus tardivement a la suite d'une blennorragie anterieure subaigue ou chronique, va t-elle rester confinée dans l'urethre posterieur ?

Evidemment non L'urethre postérieur entouré par la prostate n'est pas un conduit ferme. Sur les parois antérieures et laterales de l'urethre prostatique on ren contre une multitude de petits orifices microscopiques

qui representent l'abouchement des glandules prostatiques correspondants. On y rencontre egalement l'ouver
ture des conduits ejaculateurs et sur la paroi inferieure
les lobules glandulaires de la prostate sont particulie-
ment nombreux, donnant a la muqueuse l'aspect d'un
veritable crible. Pres du veru montanum se trouvent les
canaux principaux de la prostate

En resume on voit que le canal urethral communique
directement avec la prostate. On sait que la prostate a
son tour est forme par un amas de glandes au milieu
d'un tissu musculaire servant de stroma. C'est un « mus
cle farci de glandes » .— Toutes ces glandes appartien
nent au groupe des glandes en grappe a canaux excreteurs
debouchant dans l'urethre.

On comprend dans ces conditions combien facile est
l'infection de ces glandes lorsqu'il existe une localisation
microbienne de la portion de l'urethre correspondant.
On le comprend d'autant mieux si l'on songe avec quelle
facilite le gonococque envahit les cryptes et les lacunes
du canal, ce qui explique sa tenacite et sa resistance au
traitement. A plus forte raison, pouvons nous prévoir
l'infection des glandules prostatiques au point que dans
toute urethrite un peu tenace, on a non pas de l'uréthrite
postérieure simple, mais bien de l'urethroprostatite

L'infection du tissu prostatique ressortit au groupe
des infections glandulaires si bien etudie et décrit en
pathologie urinaire par les belles recherches de M. Albarran, en pathologie medicale par les travaux de M E. Dupre
sur les infections du foie et des glandes salivaires, par
ceux de M. Claisse sur les infections bronchiques.

Conformement aux lois de l'infection glandulaire etablies par M. Albarian, la congestion prostatique determinee soit par un rétrecissement uréthral, soit par toute autre cause favorise l'infection des glandules prostatiques ; toutefois ici les phenomenes de retention glandulaire doivent être moins marques et moins impor tants que dans les cas étudies par M. Albarran ; aussi n'est ce pas seulement par infection glandulaire ascendante, proprement dite, que les germes gagnent la pros tate, mais bien plus tôt par continuite et transport direct, etant donne la brievete des conduits excreteurs, et leur faible defense.

Ce dernier fait nous explique la fréquence de la propa gation des infections urethrales a la prostate. Cette propagation est pour ainsi dire fatale, des qu'une urethrite se prolonge. La realite de ces faits negliges autrefois a ete pleinement mis en lumiere par les belles recherches anatomiques de Finger ainsi que nous le verrons ulte rieurement ; cependant independamment des conditions que nous venons d'etudier, il est d'autres circonstances qui facilitent l'infection

Nous avons dit le rôle des retrécissements.

Tout foyer retreci n'est pas seulement un obstacle mecanique a l'excretion des urines, c'est un veritable carrefour en arriere duquel persiste presque indefiniment l'infection du canal. Les germes microbiens, trouvent la de faciles conditions de developpement. On sait le rôle de ces infections dans la pathogenie des abces urineux et même des périurethrites.

Rien d'etonnant par consequent a ce que cette infection persistante puisse gagner la prostate.

En dehors du retrecissement certaines causes agissant a la façon d'un traumatisme, sont susceptibles d'etendre l'inflammation du canal aux glandes prostatiques

C'est ainsi que paraissent agir les pressions permanentes sur le périnee que peut determiner l'usage d'une mauvaise selle a bicyclette, ou de même les exercices violents, tel que l'equitation, ou enfin plus simplement le passage d'une sonde ou d'un benique insuffisamment aseptise.

En un mot, toutes les influences qui modifient l'etat de vascularisation de la prostate, les erections repetees et prolongees, l'onanisme, tout ce qui met obstacle a la circulation veineuse pelvienne peut faciliter l'infection du tissu prostatique.

Certaines affections diathesiques, telles que la syphilis l'arthritisme semblent jouer un certain rôle.

La prostate entouree qu'elle est de son riche plexus veineux, baigne en quelque sorte dans un lac sanguin. Ce plexus périprostatique auquel aboutissent les veines de la verge, de la prostate et du col vesical, offre des connexions intimes en avant avec le plexus de Santorini, en arriere avec le plexus hemorroidal ; tous ces systemes veineux, « qui logent sur le même palier » (Hogge) sont solidaires les uns des autres : toute influence qui agit, sur l'un doit immanquablement retentir sur l'autre.

De plus les gros troncs qui partent de ces plexus etant les uns tributaires, de la veine cave, les autres de la veine porte, on comprend dit Guépin, la possibilite d'un retentissement sur ce carrefour, des troubles de la circulation veineuse du petit bassin et de l'abdomen tout entier,

Or un organe constammcnt congestionné est bien près de s'enflammer, dc suppurer et même, pour cela, le contact des microbes n'cst pas nécessaire.

Bien que reconnaissant en principe pour cause une uréthrite gonococcique, l'infection prostatique n'est pas toujours due au microbe de Neisser.

Elle est plus souvent le fait d'infections secondaires. Casper sur 25 cas d'abces prostatiques, n'a trouvé qu'une scule fois le gonococque. Ces infections secondaires ont ete bien etudices par M. Guiard et recemment encore par M. Nogucs dans un excellent rapport au congres d'Urologie 1897, sur les urethrites non gonococciques. Nous nous contenterons de signaler ce fait sans lui donner ici un plus long développement.

ANATOMIE PATHOLOGIQUE.

Les lésions que l'on peut constater dans la muqueuse de l'urèthre et dans le tissu glandulaire de la prostate, au cours de l'urethro prostatite different suivant qu'on envisage le malade a l'etat aigu ou a l'etat chronique.

I. — Uréthro Prostatite Aigue ou Subaigue

Grâce aux travaux de Brumon, mais surtout de Finger, nous connaissons bien les premieres phases histologiques de l'inflammation urethro prostatique aigue.

Un premier caractere differencie l'urethrite aigue de la forme chronique : tandis que celle-ci est avant tout circonscrite, localisée a quelques foyers, l'urethrite aigue est remarquable par sa diffusion. L'une détermine des lésions en surface, tandis que l'autre agit en profondeur.

Ce premier fait nous amène a penser que les lésions prostatiques sont plus rares, dans l'uréthrite aigue ce qui est en effet conforme à la réalité.

Du côté de l'urèthre on observe avant tout des phénomènes de diapedese Il y a une migration abondante de leucocytes sur toute la surface muqueuse. Toutefois les lesions ne restent pas localisecs a l'epithelium et penetrent dans la profondeur.

La cohesion des cellules épitheliales se relâche. Les cellules cylindriques sont par places dissociees. Les lacunes de Morgagni sont comblees de leucocytes et de cellules épitheliales

Le tissu conjonctif lui même est infiltré de leucocytes surtout au niveau des culs de sac de Morgagni. Les glandes de Littre sont remplies d'un agglomerat de leucocytes polynucleaires, accompagnes dans les conduits excreteurs de cellules epitheliales desquamees

Ces lesions d'abord localisees a l'urethre anterieur peuvent atteindre l'urethre posterieur et de la agir sur la prostate.

Finger en collaboration avec Ghon et Schlagenhaufen a vu que le gonococque, des les premiers jours du processus gonococcique, existait dans la lumiere et dans les cellules epitheliales des conduits excreteurs des glandes de Littre et des lacunes de Morgagni.

Cette invasion s'etend de même aux glandules prostatiques et même jusqu'aux vesicules séminales ainsi que l'ont demontré les recherches bacteriologiques de Petersen, Posner, Neisser et autres.

L'urethrite aigue s'accompagnerait presque régulicrement pour Frisch de catarrhe aigu des glandes prostatiques.

A un degre léger, on a simplement de la congestion et de l'hyperémie prostatique. Le tissu prostatique est

comme imbibe de sérosite. La glande est augmentée de
volume jusqu'a devenir double de ce qu'elle est normalement. Au niveau de la prostate la muqueuse est fortement vascularisee. Sur une coupe, le tissu prostatique est
rouge, gorgé de sang et de serosite et l'examen microscopique fait reconnaître le gonococque. Un degré de plus et
l'on arrive a la phase de suppuration, dont les lesions ont
été si bien décrites par Segond.

II. — Uréthro Prostatique Chronique

Lorsque les lésions ont passe a l'etat chronique on
observe un certain nombre de modifications. L'inflammation chronique, qu'elle occupe l'urethre anterieur ou
posterieur, presente d'apres Finger deux types. Tantôt
elle est superficielle, muqueuse siegeant uniquement dans
la muqueuse et dans le tissu conjonctif sous épithélial.
Tantôt elle dépasse la muqueuse et se complique de péri-
uréthrite ou de cavernite pour l'urethre antérieur, de
prostatite pour l'urethre posterieur.

Du côte de l'epithelium uréthral, on a note l'épaississ-
sement et l'applatissement de ses couches superficielles.
Finger a decrit comme alteration essentielle la transformation de l'épithelium cylindrique en épithelium pavi
menteux. Finger distingue trois stades de transformation.

Dans le premier, une seule couche de larges cellules pla-
tes a remplacé la couche superficielle des cellules cylindriques ; au-dessous, la couche des cellules basales poly-

2 G

gonales est epaissie. A un second stade, l'epithelium a pris un caractere veritablement epidermoidal : une couche profonde de cellules cubiques et au dessus des couches multiples de cellules polygonales, plus ou moins aplaties, analogues a celles du reseau de nalphighi Enfin, dans un troisieme type l'epithelium n'est plus constitue que par une ou quelques cellules basses d'epithelium plat nucleo, analogues aux couches superficielles de l'epiderme.

En un mot, il y a sclérose de la muqueuse et cette sclérose s'accompagne de lesions analogues sous muqueuses Le tissu conjonctif est le siege d'infiltration embryonnaire, de neoformations vasculo conjonctives, dont l'organisation donnera lieu aux coarctations, aux retrecissements

Au niveau de l'urethre prostatique, les lesions glandulaires predominent Elles ont ete particulierement bien etudiees par Finger

Dans les formes les plus legeres, on trouve un catarrhe desquammatif simple ou pyo desquammatif des conduits excreteurs de la prostate. Il n'y a encore pas de lesions periglandulaires ; il n'y a pas de suppuration vraie. Les lesions sont particulierement marquees au niveau du caput gallinaginis. Peu a peu le processus s'etend en profondeur, mais toujours en suivant les conduits glandulaires et les glandes.

Les glandes prostatiques présentent les alterations endoglandulaires habituelles. On remarque de la proli feration et de la desquammation de l'epithelium avec obs truction de la lumiere glandulaire par un epithelium polygonal, par des granulations amyloides ou des leucocytes.

Plus tardivement peuvent apparaître des infiltrations periglandulaires, lormees de cellules rondes, mononucleaires, de cellules epithelioides, de pigment sanguin.

Ces infiltrats périglandulaires n'ont aucune tendance à la fonte purulente. Ils tendent plutôt a s'organiser en tissu conjonctif et cicatriciel, d'ou resulte tardivement l'atrophie, l'etouffement pourrait on dire du parenchyme glandulaire.

Furbringer a rapporte deux cas où les lesions prostatiques etaient essentiellement representees par la tumefaction trouble des epitheliums glandulaires, par une infiltration leucocytaire et embryonnaire abondante du stroma aboutissant a l'atrophie, a l'usure des elements glandulaires.

En general, les conduits glandulaires sont dilatés. Leur epithelium presente de la degenerescence graisseuse.

Concomitamment, on trouve des lesions du veru montanum, sur lesquelles Finger a insiste.

Tantôt, d'apres cet auteur, la couche sous epitheliale seule est atteinte et alors il s'agit d'une lesion muqueuse peu profonde et facilement cuiable. Plus souvent, cette infiltration gagne les parties profondes, s'insinue le long des culs de sac glandulaires, dont elle modifie l'epithelium et arrive au centre de la saillie.

Les lesions frequemment s'etendent aux conduits éjaculateurs, qui présentent de même des lésions plus ou moins accentuees.

D'apres Finger, la participation des conduits ejaculateurs a l'inflammation peut se presenter sous differents aspects.

D'une part, dans les formes superficielles où la maladie est limitee aux couches les plus superficielles du tissu sous épithelial, l'infiltration n'atteint que l'orifice des conduits ejaculateurs. La compression, le retrécissement de l'embouchure des conduits a lieu aussi bien par suite de l'infiltration du premier stade que par les formations conjonctives du second stade. L'infiltration des couches superieures du tissu conjonctif sous epithelial peut se poursuivre le long des canaux ejaculateurs jusque dans la profondeur. Dans le premier cas, le tissu conjonctif sous-épithelial entourant les conduits ejaculateurs est entouré par un infiltrat parvi cellulaire qui accompagne les conduits ejaculateurs en les doublant pour ainsi dire dans toute leur longueur d'une sorte d'étui conjonctif.

Au second stade, la transformation cirrhotique de ce tissu conjonctif fait des conduits un tube rigide.

Enfin il est une derniere modification signalee par Finger. Les conduits ejaculateurs ne sont pas de sim ples canaux lisses. Leur paroi possede, surtout a l'interieur de la prostate de nombreux diverticules, revêtus d'un epithelium identique a celui des conduits eux mêmes et qui debouchent a angle aigu dans ces conduits suivant le sens de la projection du sperme.

Sous l'influence de l'alteration des conduits ejaculateurs, ces diverticules se dilatent, deviennent de veritables réservoirs a sperme, et si nous avons insisté sur tous ces details, c'est parce qu'ainsi que le montre Finger, ils servent a expliquer des symptômes importants fréquemment observés au cours des urethro prostatites chroniques, la spermatorrhee et l'hémospermie.

Nous aurons à revenir sur ces points.

ÉTUDE CLINIQUE.

La participation de la prostate à l'inflammation de l'urethre s'observe soit au cours où a la suite de la blennorrhagie aigue, soit dans l'urethrite chronique.

Nous devons donc dans ce chapitre étudier séparément.

A) Le rôle de la prostate dans la blennorrhagie récente.

B) Le rôle de la prostate dans l'uréthrite chronique.

A. — Symptomes Prostatiques dans la Blennorrhagie récente.

Au cours d'une uréthrite aigue, il est fréquent 'de voir apparaître un certain nombre de symptômes qui relevent tres probablement d'une congestion de la prostate.

La retention d'urine signalee assez frequemment, etu diee par M. Mauriac, et dont M. le Dr Duchemin a fait une etude assez complete ne reconnaît dans la plupart des cas d'autre cause.

Cette congestion peut apparaitre a la suite d'un ecart d'hygiene, d'une fatigue. Elle se caracterise par une cer taine difficulte de la miction, par une sensation de pe santeur rectale qui persiste entre les lavages

M. Janet dit a cet egard : « J'ai ete a même de cons tater tres souvent ce phenomene, il ne m'etonne nulle ment etant donne qu'il ne represente en realite qu'une exagération de l'action habituelle des lavages de per manganate de potasse, les lavages agissent precisement par l'œdeme qu'ils provoquent et la transsudation abon dante qui en est la suite ; il n'y a donc rien d'etonnant que la prostate participe a cet œdeme ».

L'hémospemie n'est pas rare, au cours de la blennor rhagie aigue Elle releve ordinairement de l'extension du processus gonococcique aux vesicules.

Les douleurs perineales ou pendant la defecation, que ressentent certains malades le tenesme rectal de quelques blennorrhagiques a l'etat aigu, doivent être mis sur le compte de la prostatite.

Mais les signes les plus certains sont fournis par le toucher rectal.

On constate alors que la prostate est grosse, arrondie, tres lisse, molle. Elle conserve un instant l'impression du doigt.

A un degré plus avancé, la prostate est gonflee mais inégalement Les bords lateraux sont epaissis Ils forment un bourrelet douloureux et il n'est pas rare que la pression exercee en ces points apres une miction qui a balaye l'urethre, fasse sourdre au meat, une gouttelette sero purulente où l'on retrouve en abondance les gonococques.

L'epreuve devient tres nette lorsqu'on a soin, apres avoir recueilli l'urine dans deux premiers verres, de faire uriner une troisieme fois le malade. Entre le deuxieme et le troisieme verre, la difference est frappante. Ce dernier est forme par une urine absolument trouble où nagent parfois de gros flocons troubles ou sanguinolents

Dans tous ces cas l'etat general reste bon.

A côte de ces phenomenes, qui traduisent un etat de congestion en quelque sorte aigue de la prostate, il en est d'autres sur lesquels on a jusqu'ici moins attiré l'attention Nous voulons parler de la congestion tres frequente qui suit tres frequemment la blennorrhagie subaigue

Il n'est pas rare chez un blennorrhagique convenablement traite, de voir persister apres un traitement parfois assez long, un ecoulement filant, muqueux, empesant le linge sans le tacher, sterile qui fait le desespoir du malade et du medecin.

Au microscope on ne trouve dans ces ecoulements que des corpuscules amyloides, des cellules degenerees, des corps hyalins, quelques leucocytes Souvent on n'y trouve aucun microbe: c'est l'urethrite aseptique.

Cet etat si frequent est du, nous en sommes persuades a la congestion et a l'inflammation de la prostate. La preuve en est fournie par l'efficacite d'un traitement dirigé contre l'element prostatique, le massage par exemple.

Hâtons nous de dire toutefois que cette explication de l'urethrite aseptique que nous croyons vraie pour un tres grand nombre de cas, ne peut être seule admise.

C'est ainsi que Schlitka a signale des suppurations urethrales aseptiques ayant pour origine un foyer d'infection siegeant plus ou moins loin du canal.

Peut-être aussi faut il dans un certain nombre de cas faire intervenir le rôle des toxines microbiennes ; ces faits sont encore mal etablis.

B. — Symptomes prostatiques dans l'Uréthrite postérieure chronique.

Si dans un certain nombre de cas, il est difficile d'affirmer la participation de la prostate, dans la plupart on arrive aisement a reconnaître au milieu des symptômes urethraux proprement dit, les signes de l'infection prostatique.

Il s'agit en general d'un malade chez lequel, malgré tous les traitements essayes, persiste a la suite d'une ancienne urethrite, un ecoulement urethral.

Cet écoulement, vulgairement connu sous le nom de goutte militaire, apparaît le matin ; son abondance est variable. Parfois c'est une goutte jaunàtre, epaisse, facile a recueillir. Dans d'autres cas, il faut en quelque sorte exprimer le canal pour recucillir une gouttelette minime, presque sereuse, où le microscope denote la présence de leucocytes, de cellules variecs, de microbes.

Cependant ces symptômes appartiennent plutôt cliniquement à l'urethrite et nous voulons surtout insister sur les signes qui peuvent faire penser a une lésion prostatique.

Deja un certain nombre de troubles fonctionnels peuvent mettre sur la voie.

Bon nombre de malades se plaignent de douleurs soit pendant, soit dans l'intervalle des mictions.

Les mictions sont augmentees de frequence. Toutes les causes susceptibles de congestionner la prostate peuvent determiner cette pollakiurie. Aussi n'est il pas rare de voir, comme dans la premiere période de l'hypertrophie prostatique, le malade être oblige de se relever la nuit une ou plusieurs fois.

Les douleurs sont frequemment localisees a la région périmeale, parfois irradiant vers l'anus et le rectum. Elles peuvent atteindre un degre d'intensite assez marqué, au point de jeter le malade dans une profonde neurasthénie. Qui ne connaît ces malades tourmentes par la presence d'un écoulement persistant, par quelques douleurs dans la sphere genitale dont l'existence est parfois completement troublee.

Du côté sexuel, on peut trouver differents troubles. Les douleurs au moment du coit ou apres, les ejaculations précoces, les erections affaiblies, ou même l'impuissance sont autant de symptômes tres fréquemment observes.

Sous l'influence de causes excitantes, coit, boisson, ou de reinfection, une nouvelle poussee aigue ou subaigue peut survenir. Un traitement approprié retablit les choses dans leur premier état et la goutte persiste sous sa forme primitive.

La goutte uréthrale s'accompagne toujours de la présence de filaments dans les urines. Les filaments dont

M. Halle a fait l'etude, sont formes de cellules diverses et de leucocytes Nous passons sur leurs caracteres pour entrer plus particulierement dans l'etude des symptômes prostatiques

Ecoulement matinal, filaments dans les urines tels sont a proprement parler, les vrais signes de l'urethrite. Toutefois les uns et les autres ne sont pas exclusivement d'origine urethrale Une lesion de la prostate même isolee peut tout aussi bien que l'urethrite donner lieu a la presence d'ecoulement permanent et de filaments dans les urines.

Les pollutions sont extrémement frequentes. Le malade au moment de la defecation perd un liquide ana logue au sperme qui ne laisse pas de l'effrayer beaucoup

Tous les malades ont lu plus ou moins Tissot et Lallemand, ou toute autre de ces compilations si nombreuses « a l'usage des gens du monde ». Aussi croient ils volontiers a l'existence et a la gravite des pertes seminales.

En realite outre que l'importance de la spermatorrhee, a ete ridiculement grossie et exploitee, il ne s'agit pas toujours de sperme C'est même plutôt l'exception.

Dans la majorite des cas il y a simplement prosta torrhee.

La prostatorrhee, signalee par tous les auteurs, par M Guyon, par Furbringer, Finger, Socin, Guterbock, Frisch, Janet, etc. est un symptôme capital.

L'ecoulement du liquide prostatique se fait pendant la miction ou la defecation Il se presente sous forme

d'un ecoulement de liquide blanc laiteux, epais, d'abon
dance tres variable, de 1 goutte a 10 grammes ou plus

Furbringer a decrit avec soin la secretion normale de
la prostate. Les caracteres qu'il en donne permettent de
differencier la secretion normale de l'etat pathologique
Au lieu d'avoir un liquide clair, filant, acide, forme de
grains de lecithine, d'epitheliums cilies, et de granu
lations amyloides, le liquide de la prostatorrhee est
epais, jaunâtre parfois strie de sang, de reaction accaline,
Il contient macroscopiquement des granulations blan
châtres, des filaments D'apres Frisch, il semble que ce
liquide ait une action nuisible sur les spermato/oides, ce
qui expliquerait l'impuissance passagere ou definitive de
ces malades Au microscope, on y trouve des cellules
cylindriques nombreuses, souvent groupees, associees a
des amas de cellules rondes, des leucocytes, des hematies
et des micro organismes

Pour Finger le liquide de la prostatorrhee se presen
terait sous deux formes

Dans un premier groupe de cas, la secretion a une
consistance epaisse, une coloration laiteuse, elle est
abondante et formée microscopiquement d'amyloides, de
grains de lecithine, d'elements epitheliaux cubiques,
polygonaux.

Dans une autre serie de cas, la secretion est manifes-
tement morbide, presque exclusivement formee de
leucocytes.

Bien que la prostatorrhee soit un signe de la plus
haute valeur, elle n'existe pas toujours Certaines
prostatites chroniques tres nettes et indeniables ne

s'accompagnent pas de prostatorrhée. Ces cas cependant sont l'exception.

Dans certains cas, il y a non pas prostatorrhée mais bien spermatorrhée.

Finger explique cette spermatorrhée par la présence de ces diverticules des canaux éjaculateurs que nous avons signales, d'apres lui, a l'etude anatomo pathologique.

Quoiqu'il en soit cette spermatorrhée est bien loin de presenter la gravite que lui attribuaient les anciens auteurs. Il faut même s'efforcer de relever le moral du malade qui tres facilement, sous la foi de descriptions imaginaires, s'en frappe considerablement.

L'examen des urines ne doit pas être negligé. Parfois les urines laissent un depôt purulent abondant, c'est qu'il y a en même temps cystite.

Dans d'autres cas, on trouve simplement des filaments. C'est ici que s'impose l'épreuve des trois verres.

« Le malade urine une premiere portion pour balayer les mucosites urethrales, puis une seconde portion qui servira de point de comparaison, et il retient la troisieme » (Janet). Apres expression de la prostate, on demande au malade d'uriner et on recueille dans le troisieme verre le reste du contenu vesical qui est alors chargé de pus et de filaments.

Finger signale comme tres fréquente la phosphaturie.

L'hémospermie est egalement un symptôme frequent. Pour Walter Collan, l'hemospermie serait toujours symptomatique de vesiculite. Cette opinion est croyons nous excessive.

DIAGNOSTIC.

Le diagnostic de l'urethro prostatite aigue n'offre pas de grandes difficultes.

Nous avons vu qu'en pareil cas, où bien il y a simplement congestion de la prostate, ou bien il y a en même temps qu'urethrite, prostatite infectieuse diffuse, aigue ou subaigue.

Au cas de simple congestion, on sent par le toucher rectal une prostate grosse, œdematiee, molle. Janet, dans une etude toute recente, donne en outre les caractères suivants.

Dans la simple congestion prostatique :

1º Le second verre d urine reste clair ou s'eclaircit rapidement sous l'influence de lavages ; la secretion prostatique n'etant pas purulente ne trouble pas le contenu vésical.

2º Cet etat de la prostate ne gêne en rien le traitement.

Dans le cas d'infection prostatique, au contraire, toujours d'apres M. Janet :

1º L'urine du second verre reste trouble malgré les

lavages et l'on y retrouve en abondance des gonococques bien vivaces, alors qu'on n'en retrouve que pas ou peu dans la goutte prise au meat.

2° Le traitement par le permanganate ne suffit pas et la rechute se produit a la moindre suspension des lavages

3° Il suffit d'un massage de la prostate suivi d'un lavage pour eclaircir l'urine du second verre.

Les symptômes fournis par l'examen physique sont minimes Il n'y a ici qu'infection legere des lacunes et des glandes prostatiques.

Lorsque l'invasion de la glande est plus profonde les modifications de volume de la prostate traduisent sa souffrance La prostate est inegalement gonflee et douloureuse La pression sur la prostate determine souvent l'evacuation d'un peu de pus qu'on voit sourdre au meat sous forme d'une petite gouttelette jaunâtre.

Pour avoir toute certitude a l'egard de l'origine prostatique de cette gouttelette on peut au prealable faire un nettoyage de l'urethre soit en faisant uriner le malade, et en comparant les deux premiers verres avec un troisieme emis apres expression de la prostate, soit en introduisant un peu d'eau boriquee dans la vessie qui, une premiere fois evacuee, est gardee un instant pour être recueillie apres massage.

Le troisieme verre ainsi obtenu contient en abondance des flocons de pus, quelquefois stries de sang, dont l'origine prostatique est evidente

Le diagnostic de l'urethroprostatite chronique peut être etabli d'une façon certaine par le toucher digital de

la prostate. On doit chercher a la fois les modifications
de volume et de consistance de l'organe et noter avec le
même soin les sensations eprouvees par le malade, aussi
bien que le liquide que l'expression prostatique fait venir
au meat.

Cet examen doit se faire le malade etant couche sur
le dos, les cuisses legerement relevees et flechies. Dans
cette position on atteint facilement la prostate que l'on
peut presque examiner bimanuellement.

Le doigt introduit explore les deux lobes, note le
volume de la glande, sa consistance sa sensibilite Fre
quemment un seul lobe est augmente et douloureux

Avec le doigt on delimite les bords de la glande on se
rend compte de l'etat des deux lobes, on note les differen-
ces de consistance, de configuration.

On peut ainsi trouver des resultats assez differents.
Frequemment, il y a asymetrie prononcee. Les deux
lobes sont egalement lisses mais l'un d'eux paraît faire
une saillie plus forte, il apparaît sous le doigt plus mou,
depressible generalement cet examen provoque une certaine douleur Cette sensibilite est tres variable.

Elle coincide ordinairement avec les modifications plus
ou moins marquees deja notees sur l'un ou l'autre lobe.

Elle reste donc localisee au point malade. Parfois
cependant cette douleur est diffuse ; la pression de toute
la glande est penible, mais plus habituellement on trouve un point limite où la douleur devient tres vive.

Tres frequemment cet examen provoque des besoins
d'uriner imperieux.

Il arrive souvent qu'on rencontre sur une prostate des

points douloureux qui apres quelques pressions deviennent mous et aplatis, en meme temps que par l'urethre sort un liquide purulent, jaunâtre épais Cela correspond a la formation de cavernules evacuees par l'expression.

L'examen doit toujours être complete par l'expression de la glande.

Le doigt promene successivement sur les deux lobes exerce sur l'un et l'autre une serie de pressions dont l'effet est d'amener au méat un liquide plus ou moins abondant, d'origine prostatique.

L'abondance en est tres variable, de quelques gouttes a une ou même plusieurs cuilllerees à cafe. Afin d'eviter toute cause d'erreur il est bon de ne pratiquer cette expression qu'apres avoir nettoye le canal. On peut par exemple faire uriner le malade dans deux verres et recueillir apres expression les dernieres gouttes d'urine qui contiennent alors en abondance du pus, des filaments parfois stries de sang. On peut aussi apres avoir fait uriner le malade, lui injecter dans la vessie une petite quantite d'eau bouillie qu'on retirera apres expression. La comparaison du dernier verre d'urine avec l'eau ainsi retiree de la vessie, contenant les produits de l'expression permettront de differencier ce qui vient de l'urethre, ce qui vient de la prostate.

Le liquide ainsi recueilli doit être soumis à l'examen microscopique. Suivant les cas, ou bien l'on peut se contenter de recueillir sur lamelle un gros filament, ou bien lorsque le trouble du liquide est diffus ou centrifuge ce residu. On y trouve alors des cellules épitheliales cylindriques ou polygonales des corpuscules amyloides, des grains de leucine, les cristaux spermatiques de Bottcher, en aiguilles ou en prismes, et ausi les virgules Furbringer constituées par deux couches de cellules cylindriques superposées. On y trouve aussi des microbes en plus ou moins grande abondance. Rarement, on y rencontre le gonococque. Le coli bacille est frequent. Ces faits ne sont pas sans importance, car, pour Veith, tres frequemment l'expression de la prostate que produit naturellement le coit serait une cause importante d'infection chez la femme,

Le diagnostic doit être complete par l'examen de l'urethre prostatique Habituellement le passage d'un benique ou d'une sonde a ce niveau est douloureuse. Le liquide que ramene la sonde ou l'explorateur peut egalement etre soumis avec avantage a l'examen microscopique.

Dans quelques cas où l'examen endoscopique a eté fait, on a vu le caput gallinaginis et la region avoisinante injectes, fortement vascularises

L'examen cystoscopique montre l'orifice interne épaissi pourvu de saillies, de granulations, et d'excroissances papillaires.

TRAITEMENT

La propagation de l'infection gonococcique a la prostate
survient, avons nous vu, soit au cours d'une urethrite
aigue soit au cours d'une urethrite chronique.

Au cours d'une urethrite aigue, primitive, il ne faut
pas oublier que la maladie est ordinairement uniquement
localisee a la partie anterieure de l'urethre. Le but du
médecin doit donc être d'eviter l'extension du mal, d'eviter
l'infection de l'urethre posterieur

Sans doute, cela n'est pas toujours possible. Il faut en
effet tenir compte de conditions que nous connaissons
assez mal encore. Le degré de virulence du gonococque,
certaines predispositions individuelles peut être facilitent
la generalisation du mal.

On sait aussi que, pour certains auteurs, parmi lesquels
Furbringer, l'urethrite posterieure n'est pas toujours due
au gonococque, mais peut être aux toxines secretees par

les gonococcques de l'urethre anterieur et transportees dans l'arriere canal par les vaisseaux sanguins ou lymphatiques des parois urethrales.

Quoiqu'il en soit, nous pensons que bon nombre d'uréthro prostatiques aigues pourraient être evitees, car elles reconnaissent, croyons nous, pour cause une mauvaise technique dans l'application du traitement local

L'habitude de beaucoup de medecins de pratiquer d'emblee des lavages urethrovesicaux a dose elevee de permanganate de potasse nous apparait comme tres defectueuse .

Nous preferons de beaucoup au cas d'urethrite simp'e le lavage de l'urethre anterieur seul, sous faible pression. Le lavage de l'urethre anterieur doit etre fait avec une tres faible pression, au debut, qu'on augmentera legerement au besoin.

Il a pour but de debarrasser la muqueuse uréthrale de la secretion morbide et l'action mecanique des lavages est completee par l'action antiseptique et astringente du permanganate En nous appuyant sur un certain nombre de cas d'urethrite anterieure traites exclusivement par le lavage anterieur, nous pouvons affirmer dans la presque totalite des cas la guerison complete sans complication d'une urethrite anterieure primitive

Malheureusement, il n'en est pas toujours ainsi. Les injections encore helas ! preconisees par quelques medecins, le traitement medical trop souvent insuffisant ou applique d'une facon intempestive, parfois enfin les grands lavages urethro vesicaux mal diriges ont refoulé les germes dans l'urethre posterieur : l'urethro prostatite aigue se constitue

Nous avons vu que la prostatite qui accompagne l'urethrite posterieure aigue est plus ou moins prononcee.

Elle peut se reduire a une imple congestion. Il suffit en effet d'observer attentivement un certain nombre de blennorrhagiques, ayant eu une infection specifique des deux urethres, anterieur et posterieur pour se convaincre de l'existence presque habituelle en tout cas tres frequente d'une congestion de la prostate.

Le seul moyen d'agir efficacement sur la congestion prostatique qui occasionne ce suintement, est le massage de la prostate.

Il en resulte que pour terminer cet etat de suintement qui complique un tres grand nombre de cas d'urethrites aigues, il est indispensable de pratiquer le massage de la prostate. Ce massage, en decongestionnant la glande, amene la cessation de ce suintement.

Nous reviendrons plus loin sur le massage prostatique. Pour le moment, nous retiendrons seulement son indication dans les cas que nous signalons,

Dans le traitement de l'urethro prostatite chronique, consecutive a l'urethrite posterieure il faut avant tout rechercher les indications causales.

Nous avons dit l'importance des retrecissements. Le médecin devra donc s'appliquer a connaitre l'etat exact du malade.

Existe-t il un retrecissement ? En dehors des retre cissements communs, le retrécissement large si bien etu-

dic par MM. Albarran et de la Calle est une cause importante d'infection prostatique.

Les retrecissements larges sont d'une frequence tres
grande dans les urethrites chroniques.

Le plus souvent cependant ils sont passes sous silence.
Le medecin qui n'a pas su les decouvrir, ne dirige aucun
traitement contre eux et l'urethrite se trouve ainsi inde
finiment prolongee.

La cystite, les calculs prostatiques sont egalement
autant de causes qui sont susceptibles d'entretenir une
urethrite chronique et de favoriser l'infection prostatique.

Contre chacune de ces complications le médecin doit
diriger un traitement approprie.

Independamment de ces complications, il faut s'efforcer de repondre aux indications fournies par l'urethro-
prostatite elle même.

La revulsion perineale a ete proposee par differents
auteurs. On ne peut guere en attendre de resultats.

On a essaye d'agir sur la prostate par l'action d'agents
thermiques. Les courants d'eau chaude, les irrigations
rectales ont ete fortement recommandees de differents
côtes.

De tous les moyens, dont nous disposons pour agir sur
la prostate le plus rationnel, le plus actif est sans con-
tredit le massage.

Et cependant, malgre les resultats obtenus par quelques specialistes, le massage prostatique est encore insuffisamment connu.

Le massage de la prostate a ete recommandé presque
en même temps par differents auteurs.

M. Albarran des 1892, l'a preconise dans ses lecons orales, et vers la même epoque nous le voyons particulierement recommande par Ebermann (Soc. de medec. de Saint Petersbourg, 17 mars 1892) puis l'annee sui vante par Schlilka, v. Schlen et enfin plus tard par Rosenberg, Felecki, Posner Fuller et Alexander

La prostate en raison de sa structure, de sa vascula risation, de ses connexions lymphatiques se prete parti culierement bien au massage

Le massage agit sur elle de deux façens : c'est d'une part une sorte d'expression mecanique de la secretion retenue dans les cryptes et dans les conduits glandu laires, il debarrasse la glande de produits septiques qui creent une infection latente

En second lieu le massage facilite les echanges circula toires intra prostatiques, entraine la resorption des exsu dats et des stagnations purulentes, diminue la stase vei neuse et regularise la circulation lymphatique L'ele ment musculaire reprend sa vitalite Sous l'influence du massage il se produit une veritable augmentation de l'absorption interstitielle par la suractivite imprimee a la circulation au retour.

Le massage de la prostate se pratique dans le décubitus dorsal par l'introduction du doigt dans le rectum.

Le doigt soigneusement enduit d'un corps gras, penetre dans le rectum, la face palmaire en avant et peu a peu arrivant au niveau de la prostate exerce sur celle-ci, dont il explore les deux lobes, une serie de frictions dou ces, mais assez energiques En general, ces frictions donnent lieu a un veritable ecoulement muco-purulent par le méat.

Le massage doit durer environ de 3 a 5 minutes. Ce temps suffit a assurer l'evacuation de la glande qui ordinairement a la fin du massage redevient souple.

Ordinairement le massage est parfaitement supporte. Rarement il provoque de trop vives douleurs. Tout au plus determine t il un peu d'agacement nerveux chez certains malades.

Dans la majorité des cas, non seulement le massage est bien supporte, mais il determine une sorte de bien être. La sensation de pression perineale, les douleurs si frequentes de la prostatite chronique disparaissent.

Le massage se pratique ordinairement avec le doigt. Pourtant Felecki a preconise dans ce but l'emploi d'un instrument special, forme d'une sorte de poire allongee analogue aux bougies rectales, mesurant 13 centimetres de long, vissee a angle obtus sur un manche de 18 cent.

Le massage de la prostate a l'aide de cet instrument se fait dans le decubitus dorsal soit par le medecin, soit, d'apres Felecki, par le malade lui même.

Certains auteurs ont proposé d'agir sur la prostate au moyen de suppositoires.

Rosenberg a préconisé les suppositoires d'ichtyol a la dose de 0,2 à 0,5. Nous nous sommes parfois bien trouvés de leur emploi Au cas de phenomenes douloureux, on peut y adjoindre la belladone ou la morphine De même les lavements d'antipyrine pourraient rendre service.

Oberlander a recommande l'iodoforme en supposi toire.

Kobner prescrit l'iodure de potassium en suppositoires.

KI....   0,5
Extr. belladone   0,02
Beurre de cacao 25,

Ou en lavements :

KI. .   . . . 10 gr.
K. Br.....   8
Ext. belladone.......   0,6
Eau........ 300

Le traitement uréthral de l'uréthro prostatite comprend les grands lavages et les instillations. Les grands lavages sans sonde, suivant la methode Janet, peuvent se faire soit a l'aide de solutions plus ou moins concentrees de permanganate de potasse (de 0,20 à 1 p. 1000), soit a l'aide de sublime 1 a 2 p. 20.0000 ou a l'oxy cyanure de mercure a 1 p. 1000.

Les instillations se font en general a l'aide de nitrate d'argent de 1 p. 100 a 1 p. 10.

Dans ces derniers temps, on a beaucoup preconise le protargol.

Le protargol, decouvert par Eichengrun en 1897, est une combinaison d'argent metallique et de matiere protéique. C'est une poudre fine, jaunâtre, tres soluble jouissant de proprietes bactericides manifestes.

En lavages il a été prescrit pour l'urethrite a la dose de 0,50 pour 100, en instillations a la dose de 5 a 10 pour 100.

M. Nogues a décrit un procédé qui tient le milieu entre

l'instillation et le lavage. Il consiste a pousser dans l'urethre posterieur, une assez grande quantite de liquide au moyen d'une bougie a instillation. Ce pro cede, que blâme M. Desnos, aurait donne a M Nogues, de bons resultats.

Tout recemment on a preconise l'acide picrique Nous l'avons, pour notre part, employe avec avantage dans quatre cas. Nous nous sommes servis d'une solution d'a cide picrique saturee soit 7 p 100.

Ces instillations ne sont nullement douloureuses et ce procede merite certainement d'être pris en considération.

OBSERVATIONS

Les observations que nous rapportons sont des exemples
tres nets d'urethro-prostatites chroniques ameliores par
un traitement dirige contre la prostate.

Nous y joignons un certain nombre d'observations
recueillies dans la these de M Thomas sur le traitement
des urethrites Les lesions prostatiques sont evidentes a
la lecture de ces observations

Due a l'obligeance du Docteur Duchemin

N V.. , caissier.
Première blennorrhagie en 1893
Deuxieme blennorrhagie en avril 1899
Les injections de quinine ont tari l ecoulement.
Mais il subsiste une goutte matinale, apparaissant dans la journee.
Goutte laiteuse, grosse comme un pois, tachant un peu le linge en jaune.
Prostatoirhee depuis plusieurs annees.
26 octobre 1899   Examen prostate globuleuse un peu reni tente, sensible a la pression sur les deux lobes.
Lavage urethral anterieur 1/2000.
27 octobre 1899.   Même goutte au reveil.
Urine limpide dans les deux verres, longs filaments dans la premier verre.
Traitement : massage de la prostate
                   Instillations de nitrate d'argent.
                   Dilatation de l'urethre
Gerison.   .

OBSERVATION

Due a l'obligeance du Docteur Duchemin

Premiere blennorrhagie il y a 9 ans Ecoulement tres modere, pas de douleurs Duree quinze jours. Guerison absolue en appa rence.

Il y a un an et demi, deuxieme blennorrhagie, a la suite de la
quelle persiste un ecoulement pour lequel le malade vient con
sulter.

10 avril 1899   Goutte matinale epaisse.

Filaments nombreux dans les urines

Prostate   deux lobes tres saillants, resistance elastique, pas
d evacuation par le canal.

Examen microscopique negatif Ecoulement aseptique.

Traitement : massage prostatique.

        Instillations de nitrate d'argent.

Amelioration manifeste des les piemiers jours.

Guerison vers le 23 mai.

OBSERVATION

Due a l'obligeance du Docteur Duchemin.

M. G .., 35 ans.

Premiere blennorrhagie en août 1898 qui laisse à sa suite un
ecoulement pour lequel le malade vient consulter.

Prostate saillante, dure et douloureuse.

Le massage ramène au méat un liquide epais jaunâtre.

Diagnostic : Urethroprostatite.

Traitement : Instillations du massage prostatique.

Guérison.

OBSERVATION

Due a l'obligeance du Docteur Duchemin

Premiere blennorrhagie en 1880 avec épididymite gauche

En 1883 nouvelle epididymite aigue.

En 1889 nouvelle urethrite sans réapparition de l'épididy
mite.

En avril 1889 nouvelle blennorrhagie.

Dans l intervalle de ces diverses urethrites n'a pas remarque de suintement.

Actuellement 30 mai 1899. Depuis une huitaine de jours res sent une pesanteur perineale Ecoulement matinal persistant Mictions frequentes.

Prostate volumineuse, faisant saillie comme un œuf de dinde, dure comme du bois, tres sensible à la pression non depres sible.

Traitement : Repos absolu.

          Lavements tres chauds trois fois par jour
          Ovules de glycerine solidifiee.

5 juin.   Diminution nette de la gêne perineale et de la fre quence des mictions. Prostate un peu moins volumineuse un peu depressive a droite, sans issue de matiere.

Instillation nitrate d'argent 1 °/o

8 juin.   A la suite du massage precedent, quelques elance ments dans la vessie.

Hier au contraire, gêne moindre, mictions normales

Prostate · lobe droit depressible avec issue d'environ 10 a 15 grammes de liquide epais, purulent, un peu brunâtre. Lobe gauche toujours dans le meme etat

12 juin. — Le lobe droit se vide bien.

Le lobe gauche commence a se vider mais reste plus gros que le droit.

Instillations remplacees par des lavages au sublime à 1/10000.

19 juin.   Prostate très diminuee de volume.

Lobe droit presque normal. Sans induration , la pression l'aplatit complètement en faisant sortir par l urethre une tres petite quantite de liquide très peu epais et peu colore.

Le lobe gauche encore indure, gros comme le bout de l'index se deprime facilement avec issue d'une grande cuilleree a soupe de matière sirupeuse coloree en rouge brun. Presque aucune sensibilité à la pression.

Le traitement fut ainsi continue jusqu'au 1er juillet époque où la prostate parut avoir repris ses caracteres normaux et ou l'ecoulement disparut definitivement.

Due a l'obligeance du Docteur Duchemin.

Blennorrhagie subaigue premiere atteinte.

Debut il y a six mois, mal guerie

Novembre 1898 Actuellement filaments dans les urines goutte matinale.

Soignee par des lavages et instillations jusqu'en decembre l'ecoulement paraît avoir definitivement cesse.

27 Decembre. – Revient avec persistance de la goutte matinale qui avait cesse. Filaments dans les urines.

Lavages et injections jusqu'au 10 janvier 1899

10 janvier 1899 Mictions normales comme frequence, legerement douloureuses, pas de sang.

Ecoulement un peu augmente , goutte constante

Pression de la prostate un peu douloureuse.

La glande est un peu saillante Le massage, fait sortir par l'urethre un peu de liquide.

Le massage de la prostate est continue jusqu'a la fin du mois, d'une façon presque quotidienne

3 Fevrier Amelioration bien marquee , urine absolument limpide , filaments tres rares.

Prostate les deux lobes sont saillants et durs.

La pression en fait sortir du liquide et à la suite de ce massage la glande s'affaisse et devient plus souple.

Revu un mois apres en très bon etat.

Pas d'humidite au meat , prostate absolument normale.

Vers la fin de decembre le protargol est remplace par l'acide picrique.

OBSERVATION

In these Thomas, Paris 1899.

Ar..., 27 ans, ferblantier.

Première blennorrhagie, en janvier 1899, traitee par des injec tions à l'acctate de plomb. Pas de complications. La maladie a evolue en 15 jours.

1er mais 1899. — Douleurs persistantes a la miction. Urines avec nombreux filaments.

L'exploration du canal montre un retrecissement large de la partie profonde.

L'epididyme du coté droit est indure. Prostate etalee, semee de nombreuses granulations · on commence une serie d'instilla tions au protargol, avec dilation, du premier mais au dix mai.

Amelioration peu sensible.

OBSERVATION

In these Thomas, Paris 1899

Bo ., 26 ans, dessinateur

En 1897, douleurs spontances dans le testicule , legere irrita tion et picotements dans l'urethre

25 novembre 1898   L'examen cystoscopique montre clai- rement des lesions de cystite.

Le canal de l'urethre est libre.

Prostate un peu tumefiee, avec quelques legeres bosselures.

Nons faisons une instillation de protargol

28 novembre, 2 decembre.   Retention · 120 grammes · nou velles instillations.

Observation

In Schlifka. (*Wiener med. Woch.*, 1893, p. 910).

K. S..., 22 ans.

Blennorrhagie il y a 5 ans, suivie de cystite.

Actuellemment prostatorrhee.

La prostate est augmentee de volume, très sensible à la pression

Urethre normal, hyperesthesie marquée de la region membraneuse.

Le malade tres deprime est decourage des efforts inutilement tentes pour la guerison et parle de suicide.

Instillations et massage de la prostate.

Au bout du huitieme jour amelioration tres manifeste.

Quelques jours apres, le malade revint nullement améliore, se plaignant toujours des memes douleurs et sollicitant un « traitement ».

Nous essayames alors de combiner le massage urethral de la prostate au lavage froid de l'urethre de la vessie.

Tous les deux jours, nous lui fimes une seance de massage à l'aide de Benique, de numeros croissants, suivie d'un lavage urethrovesical a l'eau bouillie froide

L effet depassa notre attente et au bout de dix séances, le malade se declara tres ameliore et dit ne plus ressentir que par intervalles les anciennes douleurs.

Nous avons alors interrompu les seances de massage, moins convaincu que le malade de leur reelle efficacite.

Nous avons revu depuis le malade à deux ou trois reprises, qui nous a chaque fois temoigne la persistance de sa guerison.

Observation

In Schlifka (*Wiener med. Woch.*, 1893, p. 910).

K. S..., 22 ans.

Blennorrhagie il y a 5 ans, suivie de cystite.

Actuellement prostatorrhee.

La prostate est augmentee de volume, très sensible à la pression.

Urethre normal ; hyperesthesie marquée de la region membraneuse.

Le malade tres deprime est decourage des efforts inutilement tentes pour la guerison et parle de suicide.

Instillations et massage de la prostate

Au bout du 8ᵉ jour amelioration tres maniteste.

Observation

In Schlifka (*Wiener med. Woch.*, 1893, n°21, p. 910).

E S. ., 30 ans.

Blennorrahgie ancienne Urtehrite posterieure.

Lobe droit de la prostate augmenté de volume

Depuis 2 ans mictions frequentes, penibles

Prostatorrhee.

Massage pendant une semaine.

Très grande amélioration a la suite.

Observation

(*Ibid. id.*)

Prostathorrhée à la suite de blennorrhagie ancienne depuis 6 ans.

4 a

Les 2 lobes de la prostate sont augmentes de volume , legè ment douloureux, de consistance molle.

Massage de la prostate ; au bout de 6 seances diminution de la secretion.

OBSERVATION

In these Thomas, Paris 1899.

Mar.. , 30 ans, garde republicain

Première blennorrhagie en 1889, qui a dure un mois etdemi : a ete traitee par le lait, les boissons diuretiques, les balsa miques

Deuxieme b'ennorrhagie en 1897 Soignee au moyen d'injec tions au sulfate de zinc

Actuellement, 30 novembre 1898, le malade vient a la clinique, presentant un leger suintement et accusant des envies frequentes d'uriner.

Les testicules ne presentent rien de particulier.

Le toucher rectal demontre que la prostate est hypertrophiee et presente de nombreuses bosselures On fait une instillation au protargol. Il se produit un leger ecoulement sanguin, immediatement apres, qui persiste quelques heures.

4 decembre 1898. — Deuxieme instillation

9 janvier 1899 Troisième instillisation Pas d'hematurie. Le malade part en convalescence a Amelie les Bains.

3 mai 1899. — Urines troubles avec quelques filaments.

Serie d'instillations au protargol, jusqu'au 19 mai.

Pas d'amélioration.

OBSERVATION

In these Thomas, Paris 1899.

Ar..., 26 ans .., coiffeur.

Première blennorrhagie en 1892, suivi d'orchi epididymite gauche. Guerison au bout de 5 mois.

En 1897, la maladie actuelle debute par des envies frequentes
d'uriner · hematuries

Aujourd'hui 1ᵉ mars 1897, emissions frequentes douloureu
ses, teintees de sang.

Urines troubles. Les deux epididymes sont bosseles.

Au toucher rectal, la prostate presente des saillies tres nettes.

Une serie d'instillations au protargol n'ayant amene
aucun resultat appreciable. on a recours aux instillations
d'acide picrique et d'huile gaiacolee.

Observation

In these Thomas, Paris 1899.

Ed . , 32 ans, ebeniste.

Première blennorrhagie il y a un an, incompletement guérie.

Tousse tous les hivers. Il y a 15 jours on lui fit 5 ou 6 ins
tilsations en ville et apres lesquelles il y eut emission sanguine.

Actuellement, 5 septembre 1898. — L'exploration du canal
le montre libre, mais le toucher rectal nous renseigne sur l'etat
de la prostate qui presente des lesions de peu prostatite L'epi
didyme gauche est le siege de bosselares nombreuses. Apres
avoir vide la vessie, on fait une instillation au sublime. Du
7 septembre au 26, on fait une serie de 7 instillations qui
qui n'amenent point de resultats sensibles.

On abandonne le sublime et on pratique des instillations
d'acide picrique qui determinent dans l'etat du malade une amé
lioration sensible. Depuis le 9 decembre, ce malade n'a point
été revu.

CONCLUSIONS

1º La prostate participe presque toujours plus ou moins au processus inflammatoiie des uiethiites aigues ou chroniques.

2º Le rôle de la prostate dans les urethiites varie suivant qu'il s'agit d'une urethrite aigue primitive ou d'une urethrite posterieure chronique.

3º L'urethrite aigue, même localisee a l'urethre ante rieur pourrait, d'apres certains auteurs, (Furbringer, Hogge) donner lieu a une urethro prostatite aseptique d'emblee due a l'action des toxines microbiennes Ordi nairement, l'urethroprostatite succede a l'urethrite totale. Elle apparait soit en pleine periode aigue pouvant donner lieu a un ensemble de troubles fonctionnels, (icten tion, douleur, hemospermie) et physiques caiacteristi ques, soit a la suite d'une periode aigue et se traduit alors par la persistance d'un ecoulement muqueux, filant asep tique et l'augmentation de volume de la glande.

4º L'urethrite posterieure chronique s'accompagne presque fatalement de prostatite chronique. Les recher- ches anatomo histologiques de Finger ont demontré la participation de la prostate a l'infection urethrale. Dans la majorite des urethrites posterieures, il y a non pas seulement urethrite chronique, mais bien *uréthropros- tatite chronique.*

Cliniquement la participation de la prostate se traduit par un ensemble de troubles fonctionnels (prostatorrhee, douleurs irradiees, aspermatisme, hemo spermie,) et de troubles physiques (hyperthrophie prostatique) qui permettent de la reconnaitre Au cas de doute, l'examen microscopique du liquide recueilli par expression de la prostate, l'existence des cristaux de Bottcher permettront d'affirmer la nature prostatique des lesions

Au point de vue du traitement, independamment des indications causales primordiales fournies par un rétrecissement, une cystite etc , le massage de la prostate pratique ainsi que le conseille M. le Dr Albarran est le moyen le plus rationnel et le plus actif pour modifier tant la simple congestion prostatique qui suit la blennorrhagie recente, que les lesions plus graves de l'urethro prostatite chronique. Le massage agit en decongestionnant la glande prostatique, en vidant les produits inflammatoires qui obstruent les conduits et les acini glandulaires, en facilitant les echanges interstitiels

Le massage de la prostate sera suivi d'un grand lavage de l'urethre soit a l'aide du permanganate, soit a l'aide de l'oxycyanure de Hg.

Les instillations d'acide picrique recommandees par M Desnos donnent de bons resultats, il en est de méme des instillations au nitrate d'argent ou au protargol.

BIBLIOGRAPHIE

Avis. - Traitement de la prostatite par les lavements d'eau tres chaude *Gaz. hebdom.*. 1886

Bangs Bolton. Acute et chronic prostatitis. *Med Rec.*, 1896

Brandt Thure Zur Massage der Prostata *Deut med. Woch*, 1892

Collinet. Urethrite chronique , abces de la prostate. *Annales Gen Urin* , 1888

Cooper Chronic prostatitis et aspermatism. *Brit. med. journ*, 1887.

Christian Trait de la blenn. par irrig. urethrale. *Therap, Gaz.*, 1894.

Casper. Berlin. klin. Woch., 1897, n° 15

Cottet. Prostatite supp. a gonococques, III° session assoc. franc. Urologie.

Diètz, Nevroses de l'appareil urinaire. *Journ. de Bruxelles* , 1897.

Duchemin. Retention d'urine au cours de la blennorrhagie. *Th. Paris*, 1894.

Eastmann — Zur Enstehung der Corpuscula amylacea in der prostata. *Thèse Berlin*, 1896.

Ebermann. Die Massage der Prostata. *Centralbl, f. Harn und sex Org.*, 1892.

ERAUD. Blennorrhagie et prostatisme, I ͬ congres assoc. franc urologie.

FFLECKI Therap d chron Entzundung d. Prostata. *Centralbl. f. Harn u ser. Org* , 1895.

FINGER. — La blennorihagie et ses complications, trad. fran çaise Hogge, 1891.

Prostatitis u, spermatocystitis als complicat d. Urethritis. *Wiener med. Presse*, 1885

Zur Klinik u, patholog Anatomie der Urethritcs Posterior und Prostatitis blennoriagica chionica *Centr blatt. f. Harn u sex Org* , 1893.

Ueber Prostatitis blennorragica *Wiener med Vochen Schrift*, 1893.

FRLUDLNBERG Uebei Ichtyol suppositorien bei Piostatitis *Centialbl Klin Med* , 1893

FRISCH Die Krankh, der Prostata Wien , 1899.

FURBRINGLR. Untersuchungen uber die Herkunft u klin Bedentung der sogenannten spermokoystalle etc. *Zeitsch. † klin Med* , 1881.

Uebei Prostatasecret und Piostatorrhee Sitzber d. *Jenaisch Gesellschaft, f. Medecin*, 1882

GOLDENBERG. A modified iectal cooling sound *J of. cutan. et genit. urinary dis* , 1896

GROSGLICK. — Path und Theiapie d Prostatitis chronica. Monatsbericht v Casper, 1897.

GUYON Des piostatites chioniques *Ann gen Ur* , 1886 idem, 1887

Les neuiastheniques urinaires., *Ann gen. Ur.*, 1893.

HARRISON. — Prostatic gout , Lancet, 1883.

HOGGE. Urethro prostatites aseptiques d'emblee. Liège, 1897.

JANET. Trait. des affect. prostat. et vesicul. de la blennorragie. *Revue Therap.*, decembre, 1890

HOTTINGER. Prostatite chronique et neurasthenie sexuelle. *Corresp. bl. f. Schweizer Aerzte,* 1896, 161.

Keersmaecker — Diagnost et trait. de la prostatite chro
nique *Annales soc. belge Chir.,* 1895.

Krotoszyner. Diagn. und Therapie d. urethritis posterior
chronica. *Centralbl f Harn und sex, Org.,* 1893.

Lohnstein. — Zur Behandlung d prostatitis chronica. *Beit.
z. Dermat. u. syph. Festschrft f. Lewin,* 1896.

Nayet. Prostatite glandulaire subaiguc d'emblee totale ou
partielle. *Ann gen. Ur.,* 1896, 193.

Neisser. Zur Bedeut d. gonoiroisch. prostatitis *Verhandl
d. deutsch. Derm gesellsch ,* 1391.

Oppenheimer Die innerliche Behandl. d. prostator. und
Prostatitis chronica mis Prostata substanz. *Dermat.
Centralbl ,* 1899.

Peyer Die Neurosen der prostata. *Berliner Klinik,* 1891,
n° 38

Putzler. Betheiligung d. Prostata am. gonorrhoisch.
Process *Monatsber. fr prakt. Dermat.,* 1891.

Reclus Trait. des prostatites par les lavements d'eau tres
chaude *Gaz hebdom,,* 1886, n° 1.

Rosenberg Diagnostik d. prostatitis chronica. *Centralbl.f.
Harn u sex. Org.,* 1891.

Schlifka. Zur Massage der Prostata. *Wiener med. Worh.,*
1893

V Schley Bedeutung der dritten Harnprobe fur die
Erkennung u. Behandl. der Prostataerkrank. *Central
blatt f Harn u sex. Org ,* 1893.

Mocin. — Die Krankeit. d. Prostata. *Billroth und Pitha's
Haudbuch d. Chirurgie ,* t. iii.

Zuckerkandl. — Harnrohe u. Blase. *Eulenburg's Realency-
klopaedie,* t. x.